```
I S B A Z B Q S S R F O H U L E N T R Y T U Q
N N D H G I T P M J U L A W S B G U Q G P S Y
T I O K E R U T F Y O S N H Q B T T C V H F Z
E I E C G S S I X B R Q T H I J A Z V T P Z C
L N V J R T D F R X J V V I D A A J N F R L K
L D P R O G R A M W V D B R K B K F P W Z G J
E I S W W Y O U P X O R A E F Z J F B G M M N
C V P N D Z S Q A X H K A G E D U C A T I O N
T I E R Y P C H T N M I L I U F R S C A J G C
U D C Q G C R V I J G L W S X B X G D P V U U
A U I A C T U R E G Q B K T C K T S R P P V P
L A A P T K B L N S M L W E O Z W K E R L S I
R L L Q L L S L T C N J W R M T K E P A B X P
U N I V E R S I T Y F S Z E P C S N U C C E C
Z M S S O C I A L M A V H D A R R G T T Y N X
T H T K V H W D P J M I Z   S W D F A I U T W
F V E A H W G M X O I I L N S T W U T C S R G
X K W B S O S I K E L F D U I N G Z I E P U U
A U Z T J J H G I R Y M D R O Z R B O T F S W
E D I H O S P I T A L M O S N A H O N G K T Z
R G I K G F Y C S W Q W B E C V O G Q O K U S
E G H P N R P V P H E A L T H C A R E I N V E
I M O W H Z K U P R O F E S S I O N A L K N M
```

INTELLECTUAL, INDIVIDUAL, PROFESSIONAL,
HEALTHCARE, SOCIAL, EDUCATION, PROGRAM,
COMPASSION, UNIVERSITY, FAMILY, PRACTICE,
REGISTERED NURSE, SPECIALIST, HOSPITAL,
ENTRY, LAWS, PATIENT, REPUTATION, SCRUBS,
TRUST

```
I H T M R R E G U L A T I O N S M P
U A C B Y K D J T M K R Y C T P Q L
F P H L V A B P W K V G Y E A R E V
F U T U R E Y X R F D B J W J K S R
B M A S S O C I A T E O C U Y Y Z F
E A D V A N C E D M Y A U G Y Q Q W
M U L F D H K F I C S R U R H Q C D
E N W A I X L F O A T D U S C O P E
R I I N R J I A L R A Y H E U C V O
G F Q I E G C Z O E T X A G V S P D
E O S I C Q E N G E E M P D J O Y I
N R M K T H N C Y R R B I Q H L L P
C M O O O K S D P T L A V Y O C P L
Y W K P R V E P R O G R E S S C V O
F I F O Q C O N S U L T A N T Z J M
A E K D M N U R S I N G R V L N I A
M O U B X G Q S Y K T C O L L E G E
O I N D E P E N D E N T H T L E V V
```

REGULATIONS, INDEPENDENT, UNIFORM, COLLEGE, ASSOCIATE, BOARD, DIPLOMA, CONSULTANT, RADIOLOGY, SCOPE, YEAR, STATE, PROGRESS, CAREER, ADVANCED, FUTURE, LICENSE, NURSING, DIRECTOR, EMERGENCY

```
S W P E D I A T R I C Y I U N E B Q I Q
T S R M L Y V R B G L X M B K X D M A O
C M C C F D I M Q L N B V L H E E G T L
E T A O R N S C O W O Q L K C W J D V E
R S D I D I P D N Q B V O J M J L Z B G
T G V N U N E S E X A M I N A T I O N A
I D O F M U C Y Y N C V A J Z U F Q X L
F R C O X T I E L K K R V F V H W A T A
I S A R E R A X C R I T I C A L O X N E
C T C M P I L C D I S C L O S U R E L K
A T Y A J T T I L L N E S S I M K R E Q
T T L T N I Y O F F I C I A L S E N V E
I V W I C O M O M H U X T V R G R N E A
O E Y O S N D N E J Z E M Q I D G W L P
N J Z N I M W P G G E T R J S E X A D S
L U W S H O R T A G E L T B A G Z E I O
F E H U F O R E N S I C M H L R L O U P
C C O U R S E L A F J F G G F E W P L I
O T X B C E C H I L D   C A R E Q V C H
S C H N J F A V A C C I N A T I O N N N
```

COURSE, VACCINATION, WORKER, SHORTAGE,
LEVEL, OFFICIALS, NUTRITION, FORENSIC,
SPECIALTY, LEGAL, CRITICAL, DISCLOSURE,
EXAMINATION, ILLNESS, INFORMATION,
CERTIFICATION, DEGREE, PEDIATRIC, CHILD
CARE, ADVOCACY

```
P B J H S I N Q F X G N N H U C E N R P E P
C P A N E N W A Q O W O R K F O R C E G Y D
U P D Z R T A V U C L I N I C O E Z T A Z J
O Y G Z T E J G D B F W T Y F N Z G M Q P I
R A Q F H N C O U N S E L I N G G P O J I E
O Z I G G S P B M R C C O N F L I C T F F Q
J E C O Q I H I T E O M R N K N W I I H W P
U X U G B V W M X L T S E D E Z Y V T A D M
C M R V X E D M V I F H P W A R D K C G M O
U Z R L M   H U V G E J L Y K D R I X E T R
M F I I X C Y N X I U B A F G W D M D R F G
X O C F P A D I P O I T C F A C U T E W V A
U V U R X R R Z N U T D E J S X F G L P Y N
W H L T A E A A K S R E M T J A E H M Z X I
H B U E D E T T U E I M E D H P B F E K U Z
D A M L R S I I F J A I N Z U G I Q D W J A
F U M E O F O O Q W G D T D M U L E O R H T
E R Z M E Q N N E B E W R J X R S I C F A I
W V M E D I C A L   H I S T O R Y J T A M O
T X P T R D D R I P P F U U T T O L O E Z N
E S Z R M T C I Q Q I E M B J U T R R A P I
G C P Y R E S P O N S I B I L I T Y H A Y R
```

REPLACEMENT, MEDICAL HISTORY, RELIGIOUS, HYDRATION, DRIP, CLINIC, INTENSIVE CARE, WORKFORCE, ACUTE, TELEMETRY, ORGANIZATION, COUNSELING, DOCTOR, TRIAGE, IMMUNIZATION, WARD, CURRICULUM, RESPONSIBILITY, MIDWIFE, CONFLICT

```
M G V X P Q J S X M V Q P P T E A M O W
A T O E R W I W W T Q M T V L E A D E R
U N F Q A G M J X P Q Z R N L L J P L D
Q B P I C V O V B V Q Z A G K P Y O C L
I H Q D T R T M W E Q U I P M E N T Q B
Y N A H I D I I M P B T N E J K V X Q V
S F S P T H V L P W V K I T M K U F M J
B S S J I F A I X Y J V N B A B I E S V
S Z E L O S T T O I V F G O G F L U I D
A C S M N A I A P N C D I A G N O S E A
X H S W E Q O R N J L T S N X Z R O L N
F K N X R W N Y P U C A T E G O R Y A E
H N I J H S U P E R V I S O R W W J C S
D G U I D A N C E Y Z G T I J T N V K T
I S Q P V N Q T A H S K S N J F S U Q H
Y P M B C W U N D E R S T A F F E D H E
U T C V D D Z H W H D S R Q T I S M O T
A X V T A D Q R Y G X C T K K O L P M I
T N N Q L P U B L I C   H E A L T H E S
I M S H X U Z D B O P E N   W O U N D T
```

PUBLIC HEALTH, UNDERSTAFFED, INJURY,
GUIDANCE, TRAINING, MOTIVATION, MILITARY,
PRACTITIONER, TEAM, BABIES, DIAGNOSE,
HOME, FLUID, OPEN WOUND, ANESTHETIST,
SUPERVISOR, EQUIPMENT, CATEGORY, ASSESS,
LEADER

```
I J P K B C L N T Q A Y D P L A N N I N G C
B I D E C I S I O N - M A K I N G F C F E Q
E L D E R L Y O O D O X N Y Y V A U T L X U
P H Y S I C A L   E X A M Q E J Y V I N Z Q
J H E B U J Z M U P E P V F V D A D C D D A
S S G W T J X L Q A C O N T R A C T O X M F
N T B J G O M C F R S J L D B M I U M O Q Q
Y U U O D O Q I N T R A V E N O U S M T N V
I I D E M P L O Y M E N T Q S W L C U A D P
M T J G G D B L W E N X W A K G E O N S K B
U D R Z C Q W I E N H H G D O N T M I K U H
E G W P D V E S J T O A K M Z Y D P C O G G
X W G S K H B N W A V D I I E A S L A X G T
J C H A L L E N G E S A E N L Z X A T A C M
M E D I C A T I O N T P G I L W X I I D H P
B A C H E L O R M Y D T F S T P P N O Z K N
U R H M C W T P N B B A S T P K G T N S Q O
N O J S T U D Y M M H T M E C Q E S C M Z G
J T E C H N O L O G Y I G R T U C A T J X M
W G E J B X M M W T U O H V K V T G E U W E
W E I G H T   L O S S N U O V K M S K O J O
Y M A P A L L I A T I V E   C A R E B A O B
```

ADAPTATION, COMMUNICATION, PLANNING, MEDICATION, STUDY, DECISION-MAKING, ELDERLY, DEPARTMENT, PHYSICAL EXAM, BACHELOR, INTRAVENOUS, PALLIATIVE CARE, ADMINISTER, CHALLENGES, CONTRACT, TASK, TECHNOLOGY, COMPLAINTS, WEIGHT LOSS, EMPLOYMENT

```
M Z A N I G H T   S H I F T X G I N Z
E T E P Y B I C O O R D I N A T E M F
Z R P J Y H S K Y H K U W Y A X T U T
Y E G P N H C G V I Z V U D G J G A U
X A V O A C H H E X S D R E S P E C T
M T Y S T A O W E L L B E I N G U Z R
Q M W T I M O S M O N I T O R I N G W
J E T G O P L H S O S K I L L S G B Z
S N I R N Z L B R W F Z Y T D Y V O Z
M T A A R E Q U I R E M E N T Z B G
P U T D L S G N T R N Q E P J X S G D
S T R U C T U R E S Y Q F T Z B X Q V
I N Z A U J T M D P R O F E S S I O N
T U I T A J D I G N I T Y M H N R P E
I U H E E X P E R T I S E O F H O B A
C I T Y C I P K N H Y D Y F U O S G E
D J X C O U N C I L E L W M Y T T D L
H T E A M W O R K K M N K P T J E F Z
J D U L O P W L E L L C M T W Y R P H
```

MONITORING, TEAMWORK, CITY, DIGNITY, STRUCTURE, CAMP, RESPECT, SKILLS, EXPERTISE, COUNCIL, WELLBEING, PROFESSION, ROSTER, SCHOOL, NIGHT SHIFT, TREATMENT, POSTGRADUATE, COORDINATE, REQUIREMENT, NATIONAL

```
K P H Z V M T A R S O L G O A L I V H P
R T Z S U N I L O U N I Q U E U L I W D
I V C O N C E P T A P H I D Z W R T P Y
E N V I R O N M E N T V O H N C D A E O
B O Z E L F X A Z M J O Y K A O Y L R M
M N K J V R T J U I I L O F Q M K   S C
C O U R S E W O R K E E U D H P U S I Z
I N V E S T I G A T I O N U H L J I S G
Q A V S A F E O O L O I G D C E R G T M
L P A W A R E N E S S V O H F X L N E H
M E I R V E P C L Y S Y U P M N V S N K
D N R I C W R O W B Q S H S D I R E C T
G W G O J D O L T H E O R Y U P O M E S
M F J T K B J O D H L P E R T I N E N T
F M P E A M E G C D I S C I P L I N E S
I O I F F Y C Y J X L P H E N O M E N A
F P S S K S T B B S E U Y B W X Q R L Q
J N B I H I Q Y J Y U K V V X P U I R K
N R I G O R O U S W K P V B D H V Z Y B
R I B H T C J T C Q K D S S C Q T G F L
```

PERTINENT, DIRECT, CONCEPT, ONCOLOGY,
UNIQUE, YOUNG, COMPLEX, INVESTIGATION,
AWARENESS, SAFE, ENVIRONMENT, THEORY,
PERSISTENCE, VITAL SIGNS, COURSEWORK,
GOAL, DISCIPLINES, PHENOMENA, PROJECT,
RIGOROUS

```
M Q A T C J E N G J R A M Y R A S F M M D D
Z L X N T C O K Y C E P G C X N S D Z P I E
F E O Z J M T C V P E R S O N L Z S P R S I
V G D S E T T I N G H T K B R C I L Z C E E
U C Z U C F X P R E V E N T I O N Q N A A T
S F B A X X J T D C D B Q L V V A M Z R S J
L C E E C R J W U E P U B K G M P I M D E B
J A V U L N E R A B L E D W B Q T N V I U F
A L M V B T Z M F U N C T I O N L I W O L T
M M H O S P I T A L I Z A T I O N M I L Q K
W N B G L O B A L W B A E L B S M U R O Z U
F E P Z X C D R I S K O X C C L G M R G O M
Q S R E V I E W N I K R P U Y J G P K Y G U
Z S Y S L L T R B Y L U E Q F V K A U A J X
G B O C A M B U L A T O R Y O S C S T Q I U
L L R L G V M I I C B N I V R X C A S H D W
Q I N I E S K X K K D J E R M Y J H P C I B
C H K N Y X M D G A V W N W A X S D E M X W
H N X I G Y H R O L E Y C B L L Q X O L O E
M W K C V I R J L U Y Z E Z V Y K E W C W T
R J F A B A S F F O U N D A T I O N M Q V G
J M R L R Y Z P A S S I O N P N U H H F V Q
```

FORMAL, FUNCTION, PREVENTION,
VULNERABLE, AMBULATORY, RISK, PASSION,
ROLE, PERSON, DISEASE, MINIMUM, REVIEW,
FOUNDATION, CALMNESS, EXPERIENCE,
HOSPITALIZATION, CARDIOLOGY, SETTING,
CLINICAL, GLOBAL

```
R  J  C  Y  S  M  T  F  U  S  T  X  -  R  A  Y  S  R  J
A  Q  K  H  U  M  A  N  I  T  A  R  I  A  N  J  B  I  H
A  Y  O  X  A  I  C  N  E  O  N  A  T  A  L  U  X  F  P
N  Y  R  N  G  S  C  Q  R  J  L  Y  C  A  Y  D  Z  M  J
A  Q  T  R  E  T  X  L  X  M  Z  F  O  W  U  G  B  L  V
C  X  I  V  V  A  R  Z  W  T  O  S  R  A  W  E  A  V  P
S  S  N  N  A  K  M  N  R  E  A  D  R  R  H  M  I  T  F
U  M  U  B  L  E  V  O  F  U  N  E  E  D  R  E  N  Q  H
P  A  E  L  U  S  T  R  O  K  E  V  C  F  C  N  T  U  M
P  R  C  O  A  Y  O  H  R  R  P  E  T  E  G  T  E  A  X
O  Z  W  O  T  F  S  K  N  O  W  L  E  D  G  E  R  L  Q
R  N  X  D  E  S  T  K  N  P  V  O  O  Y  L  K  V  I  K
T  C  P  R  E  S  C  R  I  B  E  P  X  Z  T  K  I  T  X
P  A  O  Z  E  Q  J  V  S  O  V  M  E  V  W  W  E  Y  V
P  R  O  C  E  D  U  R  E  D  T  E  J  A  K  B  W  L  G
Y  A  N  N  O  U  N  C  E  M  E  N  T  J  J  G  Y  F  G
C  O  N  D  I  T  I  O  N  F  L  T  Y  Z  N  R  S  R  E
T  D  E  Z  T  B  Y  R  F  B  Y  I  E  J  L  A  Y  K  G
X  G  W  P  R  I  D  X  T  R  A  N  S  P  O  R  T  G  D
```

ANNOUNCEMENT, BLOOD, JUDGEMENT, EVALUATE, STROKE, TRANSPORT, INTERVIEW, QUALITY, X-RAY, NEONATAL, KNOWLEDGE, CORRECT, AWARD, DEVELOPMENT, PRESCRIBE, HUMANITARIAN, CONDITION, SUPPORT, PROCEDURE, MISTAKES

```
A T F L O N D H S L I T   L A M P G
I I W B J W U Z O V G W T F E M C C
T S U J E J S F U Q O F I C T J Z E
P S G K M O D E P E N D E N C Y Q H
N U Z Z S R S P A T U L A I Y B B L
K E P Z Q T U T R A U M A K H N M W
C T Y Q J H A B S O R B A B L E R B
D I A G N O S I S G W P U H B W G A
N V R U V P N E E D L E W K R X Q X
E B T R C E O B S E R V A T I O N B
W Q H I P D K K L U S K C G C J S Y
B X B N W I G E E X U H T G U Y N V
O X G E J C K X N H R K T X R Q W T
R D R U G S V A S M G K H B V K O H
N F S U P D A T E H E N M F E R L R
S A M P L E U Y G I R F X B D R K E
R M U D E V I C E O Y O E M Z C N A
Y K H P D Z M D P R O H E X Y J Y D
```

LENS, ORTHOPEDICS, OBSERVATION, SURGERY, ABSORBABLE, DEVICE, NEWBORN, URINE, DEPENDENCY, NEEDLE, TISSUE, DRUG, CURVED, TRAUMA, SLIT LAMP, THREAD, SAMPLE, SPATULA, UPDATE, DIAGNOSIS

```
M P J R Q P W V G W P Q X T N L R F A V R K I L Z S D V V
S E L E C T I O N C B E K Y G B B D D H S I I V H Y K L F
M F Y P T U Y X R P O T K A H Y E P D M P P E B B T E X B
U B J F R V O Q T Z E A M Y O B A D I O I U I D Z M U N O
Q H U R D C P F O T T X F W Y X U J T D N R F M L P F H S
K J E A R A I M Z D K W Y P A B U Q I K E P M X Q S R L A
O E K C A N B U V U J N G I S T L N O L C O N C E R N W Q
Z A P T I B T A U K W M Q A M F S W N N Y F Y D Z Z T N P
L J X U N L R I P Q Q P D Y H Z P C A I N F E C T I O N O
W M U R I T W A C Q L I A W D J G Z L Y F Q G B M C H Q P
B P X E N Z A B D Z G O Z A S T U D E N T X K R O O I H R
Z Z C U G C Q S J E C L Z T Y M X M P U V O I C C N O H M
E P F B J J F W L M V C I T W A P E T P I L J D E T D A U
H W K G S G B N F D B K I O B P B D X I F K V F J I N F V
M M S F T W S V C V C H E C R P M I L L I O N S J N J T G
B I O Q Y C I F H C D F E S S L I X Y H Y G C D Y U B O B
A F B W D W S P W N P A S S O I R I S Q V N K L G I R L S
U F T B N X L F S N F C G K L C C Z F R S N J X O N E J X
L T T S I I I K S I F G R P Q A I O V E R A L L C G H X W
M B F L O W E Y O L W F L H S T V R T T O Z R U A   K A O
D H T P U U Y E D U N G U P M I F R E G I O N I P E D V M
W Y K N E E L E G X F W S P V O N W E Q R V F U A D H H Y
K B Y D U U X T S Y J S A G J N W P E C V P F Q C U K D A
F X V G B B W U U U J Z G V Z L B Z R A W C I Q I C H D Y
X Q J R S U T U R E G U E O K W W Q U H D D W X T A H Z Q
E L G K B X Y G G N Y X W G Q N L Q F R B I G X Y T F M H
E H M U S C U L O S K E L E T A L   S Y S T E M H I W I D
Z Z W P U C I I Y W C N O U S J Z X P A C D L W O O Z S E
B J C O U J Z F A P J E D N D P D J I Y E G T R I N K Y X
```

REGION, OVERALL, CONCERN, KNEE,
FRACTURE, STUDENT, INFECTION,
APPLICATION, ADDITIONAL, PASS, FLOW,
DRAINING, SPINE, CONTINUING EDUCATION,
SELECTION, CAPACITY, SUTURE,
MUSCULOSKELETAL SYSTEM, USAGE,
MILLIONS

```
N F W S C V L A B M J K G C Y V B E D B
Q U T T O Y A F M J T E Q I R U N K O Q
C N P I M P B P H Y S I O T H E R A P Y
R E M C P W O W V G N H W W Y F T X H I
E B H V O D R I C P K Z G E N E T I C S
S C U A N A R M D T J G L O X K E C K L
E C Y M E F N P G R O W T H J O B N P E
A F P O N O M A S T E R S E E K E W R N
R L F N T V D C H F Z V E P F N R Q A D
C L I U L H S T B F R C L N B U C P C
H R B O T T S E N S I T I V E B L M T O
E H Z L B S D Q H G A A U Z D E S X I F
R E D E L I V E R Y Z T W W U Y O R C
W A I N G R E D I E N T S I C B L I A L
S L C Q I H R G A P P H F N A A U U L I
O T F L Y X D I S I N F E C T S T I C F
D H P Z U A U M P U R I T Y O I I M Y E
V U F L T H E O R I S T C A R C O H T V
M Z T Q Y W L Y A J X X N I C S N G L Z
E O C H Z T C L G G Q R P A U F G I N Q
```

SOLUTION, DISINFECT, MASTERS,
RESEARCHER, PRACTICAL, THEORIST,
DELIVERY, END OF LIFE, SENSITIVE, LABOR,
PHYSIOTHERAPY, COMPONENT, HEALTH,
GENETICS, EDUCATOR, GROWTH, IMPACT,
INGREDIENTS, BASIC, PURITY

```
W J F X K S R F C R E A T I V E Q N K P
Y G R W Z U Y C B P S C A C H E A R L Y
Q D M V M P A H E R K O O N Y T J R R S
H E P W B P F I D O O L N H O L I D A Y
I Z R V J L O W A M M L I T E Q A E M V
A G C R Z Y K P G O D A G N X R D V D D
C C G M L Q Q O R T R B H T T C I A C W
U B L U X N H F E I U O T Q E O C Z N B
T E R H T T M I E O I R S R N L J Y J J
E A H C H J V E M N H A A L S D M C K S
N E J N W J X L E X H T Z V I M N W A T
T S M J J Z C D N S H I F T V Z T L G J
J K U A C F J V T K Z O F W E Z T B Y Z
P E R C E P T I O N E N I Z A E M I L H
T G Z K L G V L F T L A J M R W F F B R
I N T E R V E N T I O N Z A I N X E F Z
V B K T J Q N R O U T I N E E V V Q Z B
N Y Q D Q B T S T A N D A R D S H E J E
Q H X S B M A D M I S S I O N E T R U Q
O G C D E D I C A T I O N C F K G S C B
```

STANDARDS, SHIFT, FIELD, SUPPLY,
DEDICATION, HOLIDAY, COLLABORATION,
NIGHTS, PROMOTION, ROUTINE, EXTENSIVE,
ACUTE, COLD, EARLY, AGREEMENT, JACKET,
CREATIVE, ADMISSION, PERCEPTION,
INTERVENTION

```
I B B G W H I P V F J P P G W K O M Z S J Z H
B U L T H D N L T T R R H R L M U P V T V S D
C F Y O R P I C L Y B O Y E M G K E J Z Q L P
R M Y W H Z T A S Y E C S C M H C H V M V J U
S Q P X R H I S E T H E I O R E A L I S T I C
M I Y Q Q H A E K Q A S O V F D M D T H Q W E
R I G C I W L T Y X V S L E R G S W R E O E R
S M F A U X U M X D I G O R S Y M P T O M G T
J P G M F N E E D R O G G Y I N I E E F T U I
S L T H D C S E A F R B I Y P B S J P U R H F
A E G D H Y H N L S B A C W U U S K V W A G I
W M G W L F U U Q R U D A S B B U P T V I S E
V E M O U T C O M E E H L S L C E R Y Q N P D
U N B J O U R N E Y J V Z C I N S Z E Z E J B
K T Y K O V F L A F F F R M C S V F U N E J S
L R C Q K S Y P E Q M E N T A L   H E A L T H
D D J U K E C O N O M I C S Z M P L E G O N G
V X R M B V C Q C Q O G I K A T I G M P B H H
T L C X Y P C O F E Q S M U M N B Y B D O M V
O U H A L L O S I X P E F C N E P V X V K G P
A J I W X A G R E S P O N S I B I L I T I E S
W O V P P N O H E O F E E D B A C K C Q W D O
J T V M D J C Y A U K U C I M M W A R M E R P
```

RECOVERY, OUTCOME, PLAN, BEHAVIOR,
MENTAL HEALTH, CERTIFIED,
RESPONSIBILITIES, FEEDBACK, PROCESS,
REALISTIC, PUBLIC, ECONOMIC, ISSUES,
PHYSIOLOGICAL, INITIAL, IMPLEMENT,
SYMPTOM, JOURNEY, CASE, TRAINEE

```
O F S T J P S N L M R Z S G S V X O G Y S B I D
I V Q T O E C O R D M P O S F O H Y B U O H K O
W X I Z B D I L L V F X Q E Y W K W H J C S M C
M N V C X Y E Q A W M U F O B E K Z Q L I A M U
F F H D N T N U Y W E U T R A N S F E R A L F M
C A M P I I T C C G T P O X V N R F Y O L A M E
C O M M U N I T Y C I D K W P R N H L B H R T N
U G D Y T V F O J O C M Q H S E M P K J J Y S T
W E D E D N I V Z N U Y G O X S W G D E A I L O
J G V C C Y C Y B S L Y K Q N P P B X C Q C M N
L X G Y P N G Z V I O Q T M O O U K R T R C S K
E W H J R B M G M S U F F V Z N V L R I T N Y B
A X N T W A H Q U T S V I R P S H B B V K J S I
D Z Q V B U M E L E Y H K E J E S V R E W F T J
E U B X P I V S T N B D M X J B J H V K T P E K
R L E H E N A G I C O K Y C G P F P Y R N W M V
S A O R O T L D T Y W U Y D P J F M K C T C N T
H S N U Y E S U U E X Q K R S P R O T E C T J P
I H H L I N J T D N K S K B X X C O I X X M E L
P A G E A S L I E L R V M Q K C O Z F L Z D O A
M D Q S E E K E P B L I F E S T Y L E Q Z Q N S
Q F A S T R E S S   M A N A G E M E N T F L O P
N G J O Z Y W X B G P Z S M H K C H T T J I J Q
A I Y V H D R V J L Z A R F K G C R E Z I D S X
```

METICULOUS, LIFESTYLE, RESPONSE, DUTIES, PROTECT, SCIENTIFIC, COMMUNITY, OBJECTIVE, RULES, TRANSFER, INTENSE, SYSTEM, LEADERSHIP, JOB, STRESS MANAGEMENT, MULTITUDE, SOCIAL, DOCUMENT, SALARY, CONSISTENCY

```
W N S K M A G G O F X U F M H K Y K C L Q
S M E E T I N G Y T K M O P J V C Y U P J
R E F L E C T I O N S O V L T K S V J A I
B D N F I K A B H X D R X A U N T A Z K Q
X O P E R A T I O N I N A C R A O L W B K
A J R Z B T J M X X S I V E D N I I F T T
H C U N R V S W I T C N W M L G W D F C K
S I T E E F J O Q E U G V E X Q X A G O P
A N G W A C T R Y A S M Z N Y Q L T A M Y
S X U H K V B K Y R S I Y T Q T D I Q P B
L W G U J A R Y C S I L H K F O V O M E V
O H U R Q L P F O H O E S C O P E N A N C
T Z Q Y I U U P Q Y N I F N H W P Z G T R
C X Y G Y E C Q T J O I N T B X A C W E F
T F F H U N D E R G R A D U A T E V N V
W W H X A C C O U N T A B I L I T Y V C F
Z T W A X C X R O N M C E W B U R N Y Y M
H J X F A G P N M P P P P B Y W Z G C X L
H T Q F U S I O N P K A P B K P H F X Z O
U U K H H N Y A V K N F M K K H K Q H M A
O S P M K R O U N D S M T M L D G X V U A
```

VALIDATION, BURN, MORNING, TEARS, WORK, SCOPE, MEETING, UNDERGRADUATE, DISCUSSION, PLACEMENT, VALUE, ROUNDS, COMPENTENCY, SITE, FUSION, JOINT, BREAK, OPERATION, ACCOUNTABILITY, REFLECTION

```
P E P P D W Y C O E V F F Q B O A X Z N X
U Q M B I L H P L I G A M E N T E L A I R
V Z I T S H N A N X O R E A U T O N O M Y
F K M J O O E I E Z C L I N T E G R A T E
Q F B A R Q H N R C H T B Q P W L G B S H
F P A T D Z M F V E P R E G N A N C Y S M
Z H L H E W T G O W E P D V T R S T C Q X
N P A S R M H K U L I G H T I N G Y M Y I
R P N U N A V X S Y Y W K L M R U C E R P
O B C T F I C M   S T O K N W J W Q T J X
L X E Q H N Q Z S J P H V R J R L D A M V
A X V M Z T C K Y I A C Q U I R E R B E J
T T Q W U E P V S K I Q E E V P S I O C J
V I R U S N X N T S E F F G A Q T V L H P
C L J A I A E I E P J L A H S I R E I A J
I Z T T L N L F M S Y I C Z C F E J C N Y
E P X B Q C F Z I M O G F J U K N U W I Q
J S H L A E L S Y I J H G I L H G Q D C N
Y B I O L O G I C A L T R X A V T V Z S A
Q D D A T E L U K A A C L X R Y H B N C A
R B U E I F Y A J U L Z R D C H S Y M N M
```

AUTONOMY, DISORDER, METABOLIC, ACQUIRE, BED, VASCULAR, PREGNANCY, NERVOUS SYSTEM, FLIGHT, STRENGTH, BIOLOGICAL, MAINTENANCE, LIGAMENT, INTEGRATE, LIGHTING, PAIN, VIRUS, IMBALANCE, MECHANICS, DRIVE

```
C X R S W I T C H P E M X K M C C F
K R E A C H M P O J R M L A P N K Q
E N L I S T E N I N G G H M S O A B
G E P X L M Y S N H M M Y N Q V S S
K V R R B O X C T D A T A G U E S D
J I E G A B F A M H J A S O A R E Z
G D D A Y I I R E J J Z N C T T S Q
K E P X M L X S N X I J F Y Z I S O
Z N S V C E C G T S R L K R A M M W
A C Y S E C U R I T Y P Y M Y E E F
X E C K A O R L I F E B T X L U N Y
D Z H Y U W H S B O L Z T Y Y E T H
C H I O D T E C H N I Q U E K J H Z
G U A P I Z J K V H B A N D A G E L
P R T I T M T E Q C O N S E N T I K
F N R I N J R P U P F Z A S N P D I
M A I K S O U C T H J S X T S N D Q
A N C L L Q X D E X T E R I T Y J T
```

CONSENT, SQUAT, AUDIT, LIFE, REACH,
SECURITY, DEXTERITY, LISTENING, BANDAGE,
ASSESSMENT, SCARS, DATA, OINTMENT,
EVIDENCE, MOBILE, OVERTIME, SWITCH,
TECHNIQUE, DAY, PSYCHIATRIC

```
X R L E M U L T I D I S C I P L I N A R Y N N W
S O W X P D T W O F H V B P H B K F H H L C J K
C A C A D E M I C Z L P O T T J P U R P Y B E F
H W T E A C H I N G K L J L C K C E M R U I F R
E F R Q D J O X J C J B L L T Y F O C A Q G M W
D U A O V U S I T U A T I O N O S V I C E Z U I
U V T E I R X R U S P T K V D T D S E T A N H F
L S R U C I P C P W T H E R A P I S T I T H D Y
E A E N E S J C R M D E V O T I O N E T X Y B O
I N T E R D E P E N D E N T T N O N W I T N K W
F O P A C I R I P I W H W O J L P U C O L J K K
D Z R H M C Q T A O W Z D N T N R M U N F V Y S
D T M F Y T J V R Q K S E Z H A V O N E A K Q P
T P Z E K I Y H A N A N M E M K D W G R C U B O
Q O P R I O R I T I Z E A O K X U G J Y U Q C Q
S K I N A N M Z I N Z W N O A I O L U V L P B W
N N W R S V V K O I G K D T J J E L N B T N F Q
O P T I M A L L N G I M I W N V O I P Y Y Z C Q
A M E A L S S I G Y N K N N J Y V Y C I V P H V
J V B X P N F O B Q U X G W U G E B V T V L Z E
S G W Q I G M E V E T R A N S F U S I O N V U R
M C I Y B L F L M V N G P H I R I N G D A M T D
O U J M O I T D X E V V N A Q G Y Q T K Z J D W
A X B M P Y T L C E G K E R O W S L H T J X Y P
```

MEALS, FACULTY, TRANSFUSION,
PRACTITIONER, INTERDEPENDENT,
PRIORITIZE, HIRING, OPTIMAL, TEACHING,
DEMANDING, PREPARATION, SCHEDULE,
ADVICE, SITUATION, THERAPIST, SKIN,
DEVOTION, JURISDICTION, ACADEMIC,
MULTIDISCIPLINARY

# Solutions

INTELLECTUAL, INDIVIDUAL, PROFESSIONAL, HEALTHCARE, SOCIAL, EDUCATION, PROGRAM, COMPASSION, UNIVERSITY, FAMILY, PRACTICE, REGISTERED NURSE, SPECIALIST, HOSPITAL, ENTRY, LAWS, PATIENT, REPUTATION, SCRUBS, TRUST

```
I  H  T  M  R  R  E  G  U  L  A  T  I  O  N  S  M  P
U  A  C  B  Y  K  D  J  T  M  K  R  Y  C  T  P  Q  L
F  P  H  L  V  A  B  P  W  K  V  G  Y  E  A  R  E  V
F  U  T  U  R  E  Y  X  R  F  D  B  J  W  J  K  S  R
B  M  A  S  S  O  C  I  A  T  E  O  C  U  Y  Y  Z  F
E  A  D  V  A  N  C  E  D  M  Y  A  U  G  Y  Q  Q  W
M  U  L  F  D  H  K  F  I  C  S  R  U  R  H  Q  C  D
E  N  W  A  I  X  L  F  O  A  T  D  U  S  C  O  P  E
R  I  I  N  R  J  I  A  L  R  A  Y  H  E  U  C  V  O
G  F  Q  I  E  G  C  Z  O  E  T  X  A  G  V  S  P  D
E  O  S  I  C  Q  E  N  G  E  E  M  P  D  J  O  Y  I
N  R  M  K  T  H  N  C  Y  R  R  B  I  Q  H  L  L  P
C  M  O  O  O  K  S  D  P  T  L  A  V  Y  O  C  P  L
Y  W  K  P  R  V  E  P  R  O  G  R  E  S  S  C  V  O
F  I  F  O  Q  C  O  N  S  U  L  T  A  N  T  Z  J  M
A  E  K  D  M  N  U  R  S  I  N  G  R  V  L  N  I  A
M  O  U  B  X  G  Q  S  Y  K  T  C  O  L  L  E  G  E
O  I  N  D  E  P  E  N  D  E  N  T  H  T  L  E  V  V
```

REGULATIONS, INDEPENDENT, UNIFORM,
COLLEGE, ASSOCIATE, BOARD, DIPLOMA,
CONSULTANT, RADIOLOGY, SCOPE, YEAR,
STATE, PROGRESS, CAREER, ADVANCED,
FUTURE, LICENSE, NURSING, DIRECTOR,
EMERGENCY

```
S  W  P  E  D  I  A  T  R  I  C  Y  I  U  N  E  B  Q  I  Q
T  S  R  M  L  Y  V  R  B  G  L  X  M  B  K  X  D  M  A  O
C  M  C  C  F  D  I  M  Q  L  N  B  V  L  H  E  E  G  T  L
E  T  A  O  R  N  S  C  O  W  O  Q  L  K  C  W  J  D  V  E
R  S  D  I  D  I  P  D  N  Q  B  V  O  J  M  J  L  Z  B  G
T  G  V  N  U  N  E  S  E  X  A  M  I  N  A  T  I  O  N  A
I  D  O  F  M  U  C  Y  Y  N  C  V  A  J  Z  U  F  Q  X  L
F  R  C  O  X  T  I  E  L  K  K  R  V  F  V  H  W  A  T  A
I  S  A  R  E  R  A  X  C  R  I  T  I  C  A  L  O  X  N  E
C  T  C  M  P  I  L  C  D  I  S  C  L  O  S  U  R  E  L  K
A  T  Y  A  J  T  T  I  L  L  N  E  S  S  I  M  K  R  E  Q
T  T  L  T  N  I  Y  O  F  F  I  C  I  A  L  S  E  N  V  E
I  V  W  I  C  O  M  O  M  H  U  X  T  V  R  G  R  N  E  A
O  E  Y  O  S  N  D  N  E  J  Z  E  M  Q  I  D  G  W  L  P
N  J  Z  N  I  M  W  P  G  G  E  T  R  J  S  E  X  A  D  S
L  U  W  S  H  O  R  T  A  G  E  L  T  B  A  G  Z  E  I  O
F  E  H  U  F  O  R  E  N  S  I  C  M  H  L  R  L  O  U  P
C  C  O  U  R  S  E  L  A  F  J  F  G  G  F  E  W  P  L  I
O  T  X  B  C  E  C  H  I  L  D     C  A  R  E  Q  V  C  H
S  C  H  N  J  F  A  V  A  C  C  I  N  A  T  I  O  N  N  N
```

COURSE, VACCINATION, WORKER, SHORTAGE,
LEVEL, OFFICIALS, NUTRITION, FORENSIC,
SPECIALTY, LEGAL, CRITICAL, DISCLOSURE,
EXAMINATION, ILLNESS, INFORMATION,
CERTIFICATION, DEGREE, PEDIATRIC, CHILD
CARE, ADVOCACY

```
P B J H S I N Q F X G N N H U C E N R P E P
C P A N E N W A Q O W O R K F O R C E G Y D
U P D Z R T A V U C L I N I C O E Z T A Z J
O Y G Z T E J G D B F W T Y F N Z G M Q P I
R A Q F H N C O U N S E L I N G G P O J I E
O Z I G G S P B M R C C O N F L I C T F F Q
J E C O Q I H I T E O M R N K N W I I H W P
U X U G B V W M X L T S E D E Z Y V T A D M
C M R V X E D M V I F H P W A R D K C G M O
U Z R L M   H U V G E J L Y K D R I X E T R
M F I I X C Y N X I U B A F G W D M D R F G
X O C F P A D I P O I T C F A C U T E W V A
U V U R X R R Z N U T D E J S X F G L P Y N
W H L T A E A A K S R E M T J A E H M Z X I
H B U E D E T T U E I M E D H P B F E K U Z
D A M L R S I I F J A I N Z U G I Q D W J A
F U M E O F O O Q W G D T D M U L E O R H T
E R Z M E Q N N E B E W R J X R S I C F A I
W V M E D I C A L   H I S T O R Y J T A M O
T X P T R D D R I P P F U U T T O L O E Z N
E S Z R M T C I Q Q I E M B J U T R R A P I
G C P Y R E S P O N S I B I L I T Y H A Y R
```

REPLACEMENT, MEDICAL HISTORY,
RELIGIOUS, HYDRATION, DRIP, CLINIC,
INTENSIVE CARE, WORKFORCE, ACUTE,
TELEMETRY, ORGANIZATION, COUNSELING,
DOCTOR, TRIAGE, IMMUNIZATION, WARD,
CURRICULUM, RESPONSIBILITY, MIDWIFE,
CONFLICT

PUBLIC HEALTH, UNDERSTAFFED, INJURY,
GUIDANCE, TRAINING, MOTIVATION, MILITARY,
PRACTITIONER, TEAM, BABIES, DIAGNOSE,
HOME, FLUID, OPEN WOUND, ANESTHETIST,
SUPERVISOR, EQUIPMENT, CATEGORY, ASSESS,
LEADER

```
I  J  P  K  B  C  L  N  T  Q  A  Y  D  P  L  A  N  N  I  N  G  C
B  I  D  E  C  I  S  I  O  N  -  M  A  K  I  N  G  F  C  F  E  Q
E  L  D  E  R  L  Y  O  O  D  O  X  N  Y  Y  V  A  U  T  L  X  U
P  H  Y  S  I  C  A  L     E  X  A  M  Q  E  J  Y  V  I  N  Z  Q
J  H  E  B  U  J  Z  M  U  P  E  P  V  F  V  D  A  D  C  D  D  A
S  S  G  W  T  J  X  L  Q  A  C  O  N  T  R  A  C  T  O  X  M  F
N  T  B  J  G  O  M  C  F  R  S  J  L  D  B  M  I  U  M  O  Q  Q
Y  U  U  O  D  O  Q  I  N  T  R  A  V  E  N  O  U  S  M  T  N  V
I  I  D  E  M  P  L  O  Y  M  E  N  T  Q  S  W  L  C  U  A  D  P
M  T  J  G  G  D  B  L  W  E  N  X  W  A  K  G  E  O  N  S  K  B
U  D  R  Z  C  Q  W  I  E  N  H  H  G  D  O  N  T  M  I  K  U  H
E  G  W  P  D  V  E  S  J  T  O  A  K  M  Z  Y  D  P  C  O  G  G
X  W  G  S  K  H  B  N  W  A  V  D  I  I  E  A  S  L  A  X  G  T
J  C  H  A  L  L  E  N  G  E  S  A  E  N  L  Z  X  A  T  A  C  M
M  E  D  I  C  A  T  I  O  N  T  P  G  I  L  W  X  I  I  D  H  P
B  A  C  H  E  L  O  R  M  Y  D  T  F  S  T  P  P  N  O  Z  K  N
U  R  H  M  C  W  T  P  N  B  B  A  S  T  P  K  G  T  N  S  Q  O
N  O  J  S  T  U  D  Y  M  M  H  T  M  E  C  Q  E  S  C  M  Z  G
J  T  E  C  H  N  O  L  O  G  Y  I  G  R  T  U  C  A  T  J  X  M
W  G  E  J  B  X  M  M  W  T  U  O  H  V  K  V  T  G  E  U  W  E
W  E  I  G  H  T     L  O  S  S  N  U  O  V  K  M  S  K  O  J  O
Y  M  A  P  A  L  L  I  A  T  I  V  E     C  A  R  E  B  A  O  B
```

ADAPTATION, COMMUNICATION, PLANNING, MEDICATION, STUDY, DECISION-MAKING, ELDERLY, DEPARTMENT, PHYSICAL EXAM, BACHELOR, INTRAVENOUS, PALLIATIVE CARE, ADMINISTER, CHALLENGES, CONTRACT, TASK, TECHNOLOGY, COMPLAINTS, WEIGHT LOSS, EMPLOYMENT

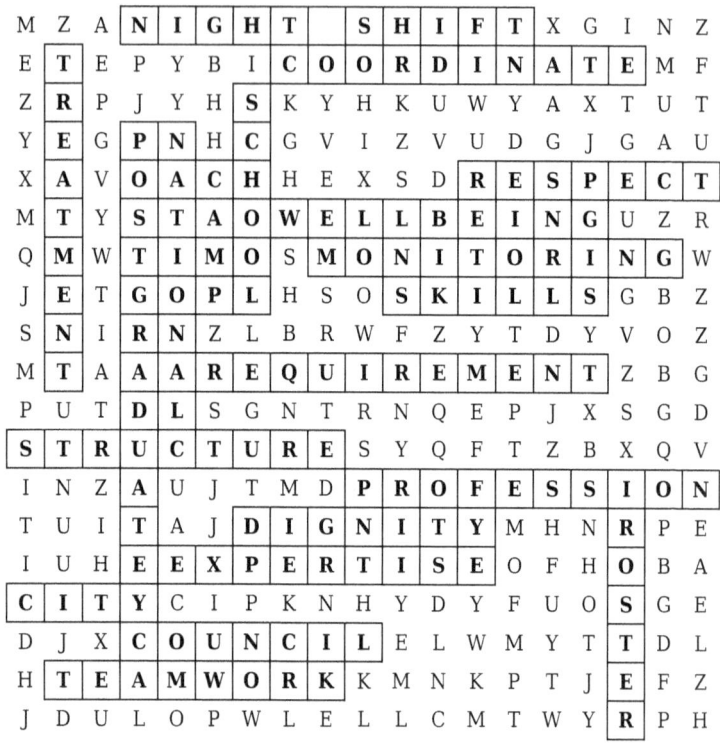

MONITORING, TEAMWORK, CITY, DIGNITY,
STRUCTURE, CAMP, RESPECT, SKILLS,
EXPERTISE, COUNCIL, WELLBEING,
PROFESSION, ROSTER, SCHOOL, NIGHT SHIFT,
TREATMENT, POSTGRADUATE, COORDINATE,
REQUIREMENT, NATIONAL

PERTINENT, DIRECT, CONCEPT, ONCOLOGY, UNIQUE, YOUNG, COMPLEX, INVESTIGATION, AWARENESS, SAFE, ENVIRONMENT, THEORY, PERSISTENCE, VITAL SIGNS, COURSEWORK, GOAL, DISCIPLINES, PHENOMENA, PROJECT, RIGOROUS

```
M Q A T C J E N G J R A M Y R A S F M M D D
Z L X N T C O K Y C E P G C X N S D Z P I E
F E O Z J M T C V P E R S O N L Z S P R S I
V G D S E T T I N G H T K B R C I L Z C E E
U C Z U C F X P R E V E N T I O N Q N A A T
S F B A X X J T D C D B Q L V V A M Z R S J
L C E E C R J W U E P U B K G M P I M D E B
J A V U L N E R A B L E D W B Q T N V I U F
A L M V B T Z M F U N C T I O N L I W O L T
M M H O S P I T A L I Z A T I O N M I L Q K
W N B G L O B A L W B A E L B S M U R O Z U
F E P Z X C D R I S K O X C C L G M R G O M
Q S R E V I E W N I K R P U Y J G P K Y G U
Z S Y S L L T R B Y L U E Q F V K A U A J X
G B O C A M B U L A T O R Y O S C S T Q I U
L L R L G V M I I C B N I V R X C A S H D W
Q I N I E S K X X K K D J E R M Y J H P C I B
C H K N Y X M D G A V W N W A X S D E M X W
H N X I G Y H R O L E Y C B L L Q X O L O E
M W K C V I R J L U Y Z E Z V Y K E W C W T
R J F A B A S F F O U N D A T I O N M Q V G
J M R L R Y Z P A S S I O N P N U H H F V Q
```

FORMAL, FUNCTION, PREVENTION,
VULNERABLE, AMBULATORY, RISK, PASSION,
ROLE, PERSON, DISEASE, MINIMUM, REVIEW,
FOUNDATION, CALMNESS, EXPERIENCE,
HOSPITALIZATION, CARDIOLOGY, SETTING,
CLINICAL, GLOBAL

```
R  J  C  Y  S  M  T  F  U  S  T  X  -  R  A  Y  S  R  J
A  Q  K  H  U  M  A  N  I  T  A  R  I  A  N  J  B  I  H
A  Y  O  X  A  I  C  N  E  O  N  A  T  A  L  U  X  F  P
N  Y  R  N  G  S  C  Q  R  J  L  Y  C  A  Y  D  Z  M  J
A  Q  T  R  E  T  X  L  X  M  Z  F  O  W  U  G  B  L  V
C  X  I  V  A  R  Z  W  T  O  S  R  A  W  E  A  V  P
S  S  N  N  A  K  M  N  R  E  A  D  R  R  H  M  I  T  F
U  M  U  B  L  E  V  O  F  U  N  E  E  D  R  E  N  Q  H
P  A  E  L  U  S  T  R  O  K  E  V  C  F  C  N  T  U  M
P  R  C  O  A  Y  O  H  R  R  P  E  T  E  G  T  E  A  X
O  Z  W  O  T  F  S  K  N  O  W  L  E  D  G  E  R  L  Q
R  N  X  D  E  S  T  K  N  P  V  O  O  Y  L  K  V  I  K
T  C  P  R  E  S  C  R  I  B  E  P  X  Z  T  K  I  T  X
P  A  O  Z  E  Q  J  V  S  O  V  M  E  V  W  W  E  Y  V
P  R  O  C  E  D  U  R  E  D  T  E  J  A  K  B  W  L  G
Y  A  N  N  O  U  N  C  E  M  E  N  T  J  J  G  Y  F  G
C  O  N  D  I  T  I  O  N  F  L  T  Y  Z  N  R  S  R  E
T  D  E  Z  T  B  Y  R  F  B  Y  I  E  J  L  A  Y  K  G
X  G  W  P  R  I  D  X  T  R  A  N  S  P  O  R  T  G  D
```

ANNOUNCEMENT, BLOOD, JUDGEMENT, EVALUATE, STROKE, TRANSPORT, INTERVIEW, QUALITY, X-RAY, NEONATAL, KNOWLEDGE, CORRECT, AWARD, DEVELOPMENT, PRESCRIBE, HUMANITARIAN, CONDITION, SUPPORT, PROCEDURE, MISTAKES

```
A T F L O N D H S L I T   L A M P G
I I W B J W U Z O V G W T F E M C C
T S U J E J S F U Q O F I C T J Z E
P S G K M O D E P E N D E N C Y Q H
N U Z Z S R S P A T U L A I Y B B L
K E P Z Q T U T R A U M A K H N M W
C T Y Q J H A B S O R B A B L E R B
D I A G N O S I S G W P U H B W G A
N V R U V P N E E D L E W K R X Q X
E B T R C E O B S E R V A T I O N B
W Q H I P D K K L U S K C G C J S Y
B X B N W I G E E X U H T G U Y N V
O X G E J C K X N H R K T X R Q W T
R D R U G S V A S M G K H B V K O H
N F S U P D A T E H E N M F E R L R
S A M P L E U Y G I R F X B D R K E
R M U D E V I C E O Y O E M Z C N A
Y K H P D Z M D P R O H E X Y J Y D
```

LENS, ORTHOPEDICS, OBSERVATION, SURGERY, ABSORBABLE, DEVICE, NEWBORN, URINE, DEPENDENCY, NEEDLE, TISSUE, DRUG, CURVED, TRAUMA, SLIT LAMP, THREAD, SAMPLE, SPATULA, UPDATE, DIAGNOSIS

REGION, OVERALL, CONCERN, KNEE,
FRACTURE, STUDENT, INFECTION,
APPLICATION, ADDITIONAL, PASS, FLOW,
DRAINING, SPINE, CONTINUING EDUCATION,
SELECTION, CAPACITY, SUTURE,
MUSCULOSKELETAL SYSTEM, USAGE,
MILLIONS

SOLUTION, DISINFECT, MASTERS, RESEARCHER, PRACTICAL, THEORIST, DELIVERY, END OF LIFE, SENSITIVE, LABOR, PHYSIOTHERAPY, COMPONENT, HEALTH, GENETICS, EDUCATOR, GROWTH, IMPACT, INGREDIENTS, BASIC, PURITY

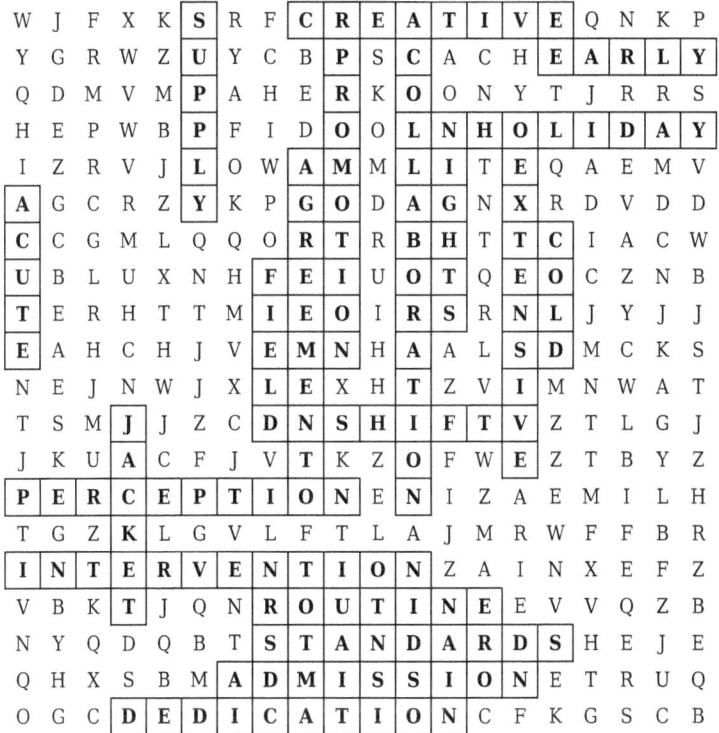

STANDARDS, SHIFT, FIELD, SUPPLY,
DEDICATION, HOLIDAY, COLLABORATION,
NIGHTS, PROMOTION, ROUTINE, EXTENSIVE,
ACUTE, COLD, EARLY, AGREEMENT, JACKET,
CREATIVE, ADMISSION, PERCEPTION,
INTERVENTION

RECOVERY, OUTCOME, PLAN, BEHAVIOR,
MENTAL HEALTH, CERTIFIED,
RESPONSIBILITIES, FEEDBACK, PROCESS,
REALISTIC, PUBLIC, ECONOMIC, ISSUES,
PHYSIOLOGICAL, INITIAL, IMPLEMENT,
SYMPTOM, JOURNEY, CASE, TRAINEE

METICULOUS, LIFESTYLE, RESPONSE, DUTIES,
PROTECT, SCIENTIFIC, COMMUNITY,
OBJECTIVE, RULES, TRANSFER, INTENSE,
SYSTEM, LEADERSHIP, JOB, STRESS
MANAGEMENT, MULTITUDE, SOCIAL,
DOCUMENT, SALARY, CONSISTENCY

VALIDATION, BURN, MORNING, TEARS, WORK, SCOPE, MEETING, UNDERGRADUATE, DISCUSSION, PLACEMENT, VALUE, ROUNDS, COMPENTENCY, SITE, FUSION, JOINT, BREAK, OPERATION, ACCOUNTABILITY, REFLECTION

AUTONOMY, DISORDER, METABOLIC, ACQUIRE, BED, VASCULAR, PREGNANCY, NERVOUS SYSTEM, FLIGHT, STRENGTH, BIOLOGICAL, MAINTENANCE, LIGAMENT, INTEGRATE, LIGHTING, PAIN, VIRUS, IMBALANCE, MECHANICS, DRIVE

CONSENT, SQUAT, AUDIT, LIFE, REACH,
SECURITY, DEXTERITY, LISTENING, BANDAGE,
ASSESSMENT, SCARS, DATA, OINTMENT,
EVIDENCE, MOBILE, OVERTIME, SWITCH,
TECHNIQUE, DAY, PSYCHIATRIC

MEALS, FACULTY, TRANSFUSION, PRACTITIONER, INTERDEPENDENT, PRIORITIZE, HIRING, OPTIMAL, TEACHING, DEMANDING, PREPARATION, SCHEDULE, ADVICE, SITUATION, THERAPIST, SKIN, DEVOTION, JURISDICTION, ACADEMIC, MULTIDISCIPLINARY

## #1

| 3 |   |   | 6 |   |   |   | 1 | 8 |
|---|---|---|---|---|---|---|---|---|
| 4 |   |   |   |   |   |   |   |   |
| 1 | 6 |   | 3 | 9 | 7 |   | 2 | 5 |
|   |   | 6 |   |   |   |   |   | 1 |
|   | 1 | 9 |   | 4 |   | 3 |   | 6 |
|   | 5 |   |   |   |   | 7 | 9 |   |
| 9 |   |   | 4 | 6 |   | 5 | 3 | 7 |
|   |   |   |   | 8 | 9 | 1 |   |   |
| 6 |   |   | 5 | 1 | 3 | 2 |   | 9 |

## #2

| 4 | 2 |   | 9 |   | 6 |   | 8 | 1 |
|---|---|---|---|---|---|---|---|---|
| 3 | 8 |   | 2 | 5 |   |   |   |   |
|   | 9 |   | 8 |   | 7 |   |   |   |
| 9 |   |   | 1 |   | 2 | 8 | 5 |   |
| 8 |   |   | 5 |   |   | 7 |   | 4 |
|   | 7 |   |   |   | 8 | 1 |   | 6 |
|   |   |   |   |   |   | 9 |   |   |
|   | 5 | 2 | 7 |   |   |   |   |   |
|   |   |   | 6 |   |   | 2 | 3 | 5 |

## #3

|   | 7 |   |   |   |   |   |   |   |
|---|---|---|---|---|---|---|---|---|
|   |   | 1 |   |   | 3 |   |   | 4 |
|   | 6 | 4 |   |   |   | 8 | 2 | 1 |
| 2 |   |   |   |   | 7 |   | 1 |   |
|   | 4 |   |   |   |   |   | 3 |   |
|   | 1 | 7 |   |   |   | 9 | 5 | 6 |
|   |   |   | 2 |   | 9 |   |   |   |
|   |   | 6 | 8 |   |   | 5 | 7 |   |
|   | 9 |   | 7 |   |   |   |   |   |

## #4

|   |   |   | 9 | 3 |   | 8 | 1 | 5 |
|---|---|---|---|---|---|---|---|---|
| 2 |   |   | 6 |   |   | 3 | 9 | 7 |
| 9 |   |   | 7 | 5 | 1 |   | 6 | 2 |
| 1 |   | 7 |   | 6 | 4 | 5 | 3 |   |
| 3 |   | 9 | 2 | 7 | 5 | 6 | 4 | 1 |
|   |   |   | 1 | 9 | 3 |   |   |   |
| 7 | 6 |   | 3 | 8 |   | 1 |   |   |
|   | 4 | 3 | 5 |   | 7 | 9 |   |   |
|   | 9 |   | 4 |   | 6 | 7 |   | 3 |

## #5

| 1 |   |   | 6 |   | 4 |   |   | 9 |
|---|---|---|---|---|---|---|---|---|
| 5 | 9 | 8 |   |   | 1 |   | 6 |   |
| 3 |   |   | 9 |   | 5 | 8 | 2 |   |
|   | 1 |   |   |   |   |   |   |   |
| 6 | 3 | 4 | 5 | 2 |   | 7 | 1 |   |
|   | 7 | 9 |   |   |   | 5 |   | 6 |
|   |   | 2 | 3 | 5 |   | 1 |   | 4 |
|   |   | 3 |   |   | 6 |   |   |   |
| 4 | 5 |   |   | 9 |   |   |   | 3 |

## #6

| 8 |   |   |   |   |   |   |   | 2 |
|---|---|---|---|---|---|---|---|---|
| 2 | 7 | 3 | 8 |   |   |   |   | 9 |
|   |   | 9 | 5 |   |   |   |   |   |
| 3 | 1 |   |   |   |   |   |   |   |
|   |   |   | 7 |   |   |   |   |   |
|   |   |   | 2 | 5 | 8 |   | 6 |   |
|   |   |   |   |   | 6 | 4 | 7 |   |
| 4 | 8 |   |   |   |   |   | 3 |   |
| 5 |   | 7 |   |   | 4 | 9 |   |   |

## #7

|   |   |   |   |   |   |   |   |   |
|---|---|---|---|---|---|---|---|---|
|   | 8 | 3 | 1 |   | 5 |   |   |   |
| 5 |   |   |   | 9 |   | 2 | 8 |   |
|   |   |   |   |   | 3 |   |   |   |
|   | 9 | 5 | 3 | 8 |   |   |   |   |
| 6 |   |   |   | 5 |   |   | 7 | 8 |
| 8 |   |   | 6 |   | 4 | 9 | 3 | 5 |
| 2 | 6 |   | 5 | 4 |   |   | 1 |   |
|   | 5 |   |   | 3 |   |   |   |   |
|   |   | 7 |   |   | 2 | 8 |   |   |

## #8

|   |   |   |   |   |   |   |   |   |
|---|---|---|---|---|---|---|---|---|
| 8 |   | 5 |   |   |   |   | 1 |   |
| 9 |   |   |   |   |   |   |   |   |
|   | 6 | 1 |   | 8 |   |   | 9 | 5 |
|   |   | 9 | 3 |   |   | 1 | 7 |   |
|   |   | 3 |   | 1 |   | 6 |   |   |
|   |   | 6 |   |   |   |   |   |   |
|   |   |   | 6 |   |   | 2 |   |   |
|   | 5 | 8 |   |   | 2 |   | 3 |   |
|   |   |   | 7 |   |   |   | 5 | 8 |

## #9

|   |   | 9 | 1 | 8 | 3 |   |   |   |
|---|---|---|---|---|---|---|---|---|
|   | 6 | 1 | 9 |   | 4 | 2 |   |   |
|   |   |   | 2 | 5 |   |   |   | 1 |
| 8 |   | 6 | 5 |   |   |   | 1 | 3 |
|   | 3 |   |   |   |   |   |   | 6 |
| 1 |   |   |   |   |   |   |   |   |
|   |   | 8 |   |   | 1 |   | 2 |   |
|   |   | 3 |   |   | 7 |   | 4 |   |
|   | 1 | 7 | 3 | 2 |   |   |   |   |

## #10

|   |   | 5 |   | 2 | 3 |   |   | 1 |
|---|---|---|---|---|---|---|---|---|
|   | 7 | 2 | 6 | 9 | 8 |   | 5 | 3 |
|   | 9 |   |   | 5 |   |   | 6 |   |
|   | 6 |   |   |   | 9 |   |   |   |
| 2 | 5 |   |   |   | 1 | 6 | 9 | 4 |
| 8 |   | 9 | 2 | 3 |   |   | 1 | 5 |
|   |   | 8 | 9 | 7 |   |   |   |   |
|   | 2 | 7 | 3 |   | 4 | 1 | 8 | 9 |
| 9 | 3 |   |   | 1 |   |   | 4 |   |

## #11

| 4 | 5 | 3 | 9 | 7 |   |   | 8 | 6 |
|---|---|---|---|---|---|---|---|---|
| 9 |   |   |   |   |   | 7 | 4 |   |
|   |   | 6 |   |   |   | 9 | 3 |   |
|   | 4 |   | 5 |   |   | 6 |   | 9 |
|   |   | 8 |   |   |   |   |   | 4 |
|   |   |   |   | 9 |   |   |   |   |
| 1 |   |   | 4 | 2 |   | 3 |   |   |
|   |   |   | 7 |   |   | 1 |   |   |
| 7 |   |   | 6 | 1 | 3 |   |   |   |

## #12

|   | 4 |   |   | 9 |   | 2 |   |   |
|---|---|---|---|---|---|---|---|---|
| 3 |   |   | 2 |   |   | 4 |   |   |
| 9 |   |   |   | 4 | 7 | 6 | 8 |   |
|   | 7 | 4 |   |   |   | 8 |   | 5 |
|   | 3 |   |   | 5 |   | 9 | 1 |   |
| 5 | 9 |   |   |   |   |   |   |   |
| 4 | 1 |   |   | 7 | 2 | 5 |   | 8 |
|   | 8 | 3 |   |   |   |   | 4 |   |
| 2 |   |   |   | 3 | 8 | 1 | 6 | 9 |

## #13

|   | 7 | 4 | 5 |   |   |   |   |   |
|---|---|---|---|---|---|---|---|---|
|   |   |   |   | 2 | 1 | 3 |   | 5 |
| 2 | 5 | 1 |   | 9 | 4 | 6 |   | 7 |
|   |   | 7 | 4 |   | 5 |   | 2 |   |
| 1 |   | 2 |   | 3 |   | 5 |   | 4 |
| 5 |   | 8 | 2 |   |   | 1 |   | 3 |
|   | 1 | 5 | 6 | 4 | 2 |   |   |   |
| 4 | 8 |   | 9 |   |   |   | 1 | 2 |
|   |   | 3 |   | 8 |   | 4 |   |   |

## #14

|   | 2 | 6 |   |   |   | 8 | 7 |   |
|---|---|---|---|---|---|---|---|---|
|   | 4 |   |   |   | 7 | 2 |   |   |
| 7 | 5 |   |   | 2 |   | 6 |   | 1 |
|   | 8 |   |   |   |   |   |   |   |
|   | 9 |   | 4 | 7 | 6 | 1 |   |   |
|   |   |   |   |   |   |   | 9 |   |
| 9 |   | 1 |   |   | 2 | 4 | 3 |   |
|   |   | 2 | 7 | 4 | 8 | 9 |   |   |
| 8 |   | 4 |   |   | 3 |   |   |   |

## #15

|   |   |   |   |   |   |   |   |   |
|---|---|---|---|---|---|---|---|---|
| 3 | 6 | 8 |   |   |   | 1 | 4 |   |
| 5 | 7 |   |   |   | 4 |   | 3 |   |
|   |   | 9 |   |   | 3 | 2 |   | 5 |
| 9 | 3 |   |   |   |   |   | 1 | 8 |
| 8 |   |   | 7 |   |   |   |   |   |
| 6 | 2 |   |   |   | 5 |   |   |   |
|   | 8 | 6 | 5 | 9 |   |   |   | 3 |
|   |   | 5 | 3 |   |   |   | 6 |   |
| 7 |   |   |   |   | 6 | 8 |   |   |

## #16

|   |   |   |   |   |   |   |   |   |
|---|---|---|---|---|---|---|---|---|
|   |   | 2 |   |   |   |   | 8 | 6 |
|   | 8 | 9 |   |   |   | 4 | 1 |   |
| 1 |   |   | 4 | 8 |   |   |   |   |
|   | 4 |   |   |   | 1 |   |   | 9 |
| 5 |   | 3 | 8 | 6 | 2 | 1 |   | 4 |
|   | 1 | 6 |   |   |   |   | 2 |   |
| 6 | 3 |   |   |   |   | 7 | 4 |   |
|   |   |   |   | 1 |   | 9 |   |   |
| 9 | 5 |   |   |   | 6 |   |   | 1 |

## #17

|   |   |   |   |   |   | 1 |   |   |
|---|---|---|---|---|---|---|---|---|
|   |   | 9 | 7 |   | 1 |   |   | 8 |
|   | 1 | 4 |   | 6 |   |   |   |   |
| 9 |   | 1 | 6 | 5 | 3 |   | 7 |   |
|   | 7 |   | 1 |   | 2 |   |   | 3 |
|   |   | 6 | 9 |   |   | 8 |   |   |
| 8 | 9 | 7 |   |   |   | 6 | 1 | 5 |
|   | 6 |   |   |   |   |   |   | 4 |
|   |   | 2 |   |   | 6 | 3 |   |   |

## #18

| 3 | 4 |   | 8 |   | 2 |   | 1 |   |
|---|---|---|---|---|---|---|---|---|
|   | 6 | 2 |   | 1 | 9 | 4 | 5 | 3 |
|   |   |   | 5 |   |   |   |   |   |
|   |   | 4 | 1 | 2 |   |   |   |   |
|   |   | 1 |   |   |   | 2 | 4 |   |
| 5 |   |   | 4 | 9 |   | 8 |   |   |
| 1 |   | 9 | 2 |   |   | 3 | 6 | 4 |
|   |   |   |   | 4 |   | 5 |   | 7 |
| 4 |   |   | 6 |   | 3 | 1 | 9 |   |

**#19**

|   | 6 |   |   | 7 | 1 | 3 | 4 |   |
|---|---|---|---|---|---|---|---|---|
|   |   |   |   | 3 |   | 6 |   |   |
|   | 3 | 5 | 9 |   | 6 |   |   | 7 |
|   |   |   |   | 2 | 7 |   | 9 |   |
| 1 |   | 9 |   |   |   |   |   | 4 |
| 5 | 7 | 3 |   |   | 8 |   |   |   |
| 9 |   |   |   | 1 |   |   |   | 2 |
|   | 5 |   |   |   |   |   | 7 |   |
| 2 |   | 8 |   |   |   |   | 3 |   |

**#20**

|   |   | 8 |   | 7 |   |   |   |   |
|---|---|---|---|---|---|---|---|---|
| 2 |   | 6 | 9 |   |   | 3 |   |   |
| 3 | 7 | 5 | 4 | 8 |   | 2 |   | 1 |
|   | 1 |   |   |   |   |   | 5 |   |
|   |   |   | 6 | 9 | 3 | 7 |   | 8 |
|   | 6 |   |   | 5 |   | 4 |   | 3 |
| 6 |   |   | 1 |   |   |   |   |   |
|   |   |   |   |   |   | 1 |   | 9 |
|   | 3 | 1 | 2 |   |   |   |   | 4 |

## #21

|   | 6 | 8 | 2 |   |   |   |   | 3 |
|---|---|---|---|---|---|---|---|---|
| 2 |   |   |   |   |   |   |   | 8 |
|   | 1 |   |   |   | 3 |   | 4 |   |
| 9 | 4 | 2 | 8 | 7 |   |   |   |   |
|   |   |   |   |   |   |   |   | 7 |
| 5 | 3 |   | 6 | 9 |   | 8 |   |   |
|   |   |   | 3 |   | 4 |   | 5 |   |
|   | 7 |   | 1 | 5 |   |   |   | 6 |
|   | 9 |   | 7 |   |   |   |   | 1 |

## #22

|   |   |   |   |   | 1 |   |   |   |
|---|---|---|---|---|---|---|---|---|
| 6 | 8 |   | 5 | 2 |   | 3 |   | 9 |
| 7 | 9 |   |   |   | 6 |   |   |   |
|   | 4 |   | 2 |   |   |   |   | 5 |
| 3 | 6 | 5 |   | 4 |   |   |   |   |
|   | 2 |   | 1 | 9 | 5 |   |   | 4 |
|   |   |   |   |   |   | 2 | 7 | 8 |
|   |   | 8 |   |   | 2 | 4 |   |   |
|   | 3 |   |   |   |   | 9 |   |   |

**#23**

|   |   |   | 3 |   |   | 7 |   |   |
|---|---|---|---|---|---|---|---|---|
| 4 |   |   |   | 9 |   |   | 5 |   |
|   | 2 |   |   |   |   |   | 1 |   |
|   | 6 | 9 |   | 5 | 3 | 2 | 4 |   |
|   | 5 |   |   |   | 1 |   |   |   |
| 1 |   |   |   | 6 |   |   |   |   |
|   |   | 1 |   |   | 5 | 4 | 7 | 3 |
|   |   |   | 6 |   |   |   | 9 |   |
| 7 |   |   |   |   | 9 |   | 2 | 5 |

**#24**

|   | 2 |   |   |   | 7 | 4 | 8 |   |
|---|---|---|---|---|---|---|---|---|
| 3 |   |   |   |   |   | 5 |   |   |
|   |   |   | 3 |   | 2 | 7 | 9 |   |
|   |   | 4 |   | 7 |   | 8 |   |   |
|   | 7 |   | 8 | 2 |   |   | 3 | 4 |
|   | 9 |   | 4 | 1 |   |   |   |   |
|   | 1 |   | 2 |   | 4 |   | 6 |   |
|   |   |   |   | 3 | 8 | 1 |   | 9 |
| 6 | 5 | 3 | 7 | 9 |   | 2 |   | 8 |

## #25

|   | 2 | 4 |   |   | 3 | 1 | 8 |   |
|---|---|---|---|---|---|---|---|---|
|   |   | 7 |   |   |   |   |   |   |
| 9 | 5 |   |   | 8 | 2 | 6 |   |   |
| 7 | 9 |   |   |   | 8 |   |   |   |
|   | 4 |   |   |   | 1 |   | 7 | 3 |
|   | 3 |   | 5 | 7 | 4 |   |   |   |
| 4 |   |   | 2 |   | 5 | 8 |   | 1 |
|   |   | 8 | 3 | 4 | 7 |   | 9 |   |
|   |   | 2 |   |   |   | 7 |   | 4 |

## #26

|   |   |   |   | 5 |   |   | 2 |   |
|---|---|---|---|---|---|---|---|---|
| 6 | 4 | 5 |   | 2 | 1 |   | 9 |   |
|   | 8 | 2 |   |   |   |   |   |   |
| 9 | 7 |   |   | 1 | 8 |   |   |   |
| 2 | 6 |   | 9 |   |   |   |   |   |
|   |   |   |   | 6 |   |   |   | 8 |
|   | 9 | 4 |   |   |   | 3 |   |   |
| 8 |   | 7 |   | 3 | 6 |   | 1 | 9 |
| 5 | 3 | 6 |   |   | 9 | 7 | 4 | 2 |

**#27**

| 5 | 2 |   | 4 |   |   | 1 |   | 6 |
|---|---|---|---|---|---|---|---|---|
| 8 |   |   | 1 |   | 2 | 4 | 7 | 5 |
|   |   | 7 | 5 |   | 8 | 9 |   | 2 |
| 6 |   |   |   |   |   |   |   | 9 |
|   |   |   | 8 |   | 5 |   |   | 3 |
|   |   | 1 | 9 |   |   | 5 |   | 4 |
| 7 |   |   | 6 |   | 4 |   |   | 1 |
|   | 9 | 4 |   | 8 |   |   |   | 7 |
|   | 3 |   |   |   | 9 | 2 |   | 8 |

**#28**

|   |   | 2 |   |   |   |   | 6 | 4 |
|---|---|---|---|---|---|---|---|---|
| 6 |   |   | 2 |   | 4 |   |   |   |
| 8 |   | 4 | 1 |   |   | 2 | 7 | 9 |
| 9 |   |   | 7 | 4 | 6 |   |   |   |
|   | 4 |   |   |   | 2 |   | 5 | 6 |
|   |   |   | 5 | 9 | 1 | 4 | 8 |   |
| 2 | 6 | 7 |   | 1 |   | 5 | 9 |   |
|   |   | 5 |   | 2 | 7 |   | 3 | 1 |
|   |   |   | 6 | 5 |   | 7 | 4 | 2 |

## #29

|   |   | 1 | 8 |   |   | 4 |   |   |
|---|---|---|---|---|---|---|---|---|
|   | 4 | 3 | 7 |   |   |   | 2 | 5 |
| 6 | 7 |   |   | 5 |   |   |   |   |
|   | 5 |   | 9 |   |   |   | 3 |   |
|   | 6 | 7 | 5 | 8 | 1 |   | 9 |   |
|   |   | 9 | 2 |   | 7 | 5 |   |   |
| 7 |   |   |   |   | 2 |   |   | 3 |
| 1 |   |   |   |   |   |   | 7 |   |
|   |   | 6 |   |   | 5 |   | 4 |   |

## #30

|   |   |   |   |   |   |   |   |   |
|---|---|---|---|---|---|---|---|---|
|   | 5 | 8 |   |   |   | 9 | 6 |   |
|   | 3 |   | 5 | 6 |   | 7 |   | 1 |
|   | 1 |   |   | 9 |   | 3 |   |   |
|   |   | 3 | 7 | 1 |   | 2 |   |   |
|   |   |   |   |   |   |   |   | 9 |
| 7 | 6 |   |   | 5 |   |   | 9 |   |
| 3 |   |   |   | 4 | 9 | 6 | 2 |   |
|   |   |   |   |   | 6 |   | 8 | 3 |

## #31

|   |   |   |   |   |   |   |   |   |
|---|---|---|---|---|---|---|---|---|
| 5 |   |   |   | 2 | 4 |   |   | 7 |
| 6 | 8 |   |   | 5 |   | 2 |   |   |
|   | 1 |   |   |   |   |   | 8 |   |
|   |   | 5 |   |   |   |   |   |   |
| 3 | 6 |   |   | 8 |   | 5 | 7 |   |
|   |   | 9 |   | 3 |   |   |   | 6 |
|   | 5 |   | 7 |   |   |   | 3 |   |
|   |   |   |   |   | 8 |   |   | 9 |
|   | 2 | 4 | 3 |   |   | 7 |   |   |

## #32

|   |   |   |   |   |   |   |   |   |
|---|---|---|---|---|---|---|---|---|
|   | 7 | 3 |   |   | 5 |   |   | 8 |
|   |   | 4 |   | 2 |   |   |   | 3 |
|   |   | 6 |   |   |   | 5 | 7 |   |
|   | 2 |   | 6 |   | 8 |   | 4 |   |
|   |   |   |   |   | 2 |   |   |   |
| 8 |   |   | 1 | 4 |   | 7 |   |   |
| 4 |   |   | 8 | 1 |   | 3 |   |   |
|   | 1 |   |   |   |   | 4 |   | 7 |
| 6 |   |   | 5 |   |   | 1 | 8 | 2 |

## #33

| 4 | 2 | 5 |   |   |   |   |   | 7 |
|---|---|---|---|---|---|---|---|---|
|   |   |   | 7 | 1 | 4 |   | 2 | 5 |
|   | 7 | 1 | 5 |   | 8 |   | 3 | 6 |
| 7 |   |   | 6 |   |   |   |   |   |
|   | 9 | 8 |   |   | 1 | 6 | 7 | 3 |
|   | 6 |   | 8 |   | 7 | 5 |   |   |
|   |   | 9 |   | 7 |   |   | 5 | 1 |
|   | 1 | 7 |   | 8 | 5 |   | 6 | 4 |
| 2 |   |   |   | 6 | 3 |   |   |   |

## #34

| 8 |   | 1 |   |   |   |   |   | 9 |
|---|---|---|---|---|---|---|---|---|
|   |   |   | 1 |   |   |   |   |   |
|   |   |   | 7 |   |   | 2 |   |   |
|   |   |   |   | 8 | 4 | 3 |   |   |
|   | 8 |   | 9 |   |   |   | 5 |   |
|   | 4 | 5 |   | 7 | 1 |   | 8 | 2 |
| 2 |   |   | 8 | 3 | 9 | 5 |   | 7 |
|   | 9 |   |   |   | 7 | 1 |   |   |
| 5 |   | 8 | 2 |   |   |   |   | 3 |

**#35**

|   |   | 2 | 3 |   | 4 | 6 | 1 |   |
|---|---|---|---|---|---|---|---|---|
|   |   |   |   | 6 |   | 3 | 2 | 4 |
|   |   |   | 5 |   |   |   |   | 7 |
|   |   |   |   |   |   |   |   | 8 |
| 3 | 4 | 5 |   | 8 |   |   |   |   |
| 2 | 9 | 8 | 1 | 3 | 7 |   |   |   |
|   | 2 | 7 | 8 | 4 | 3 |   |   | 1 |
|   |   |   |   |   | 1 | 7 |   |   |
| 5 |   |   |   |   | 6 |   | 4 | 3 |

**#36**

| 4 | 2 |   | 7 |   | 9 | 1 | 3 |   |
|---|---|---|---|---|---|---|---|---|
| 5 | 3 |   |   |   | 4 |   |   |   |
| 7 |   | 1 |   |   |   | 5 |   |   |
| 8 |   | 5 |   | 2 | 1 | 3 | 9 |   |
|   | 1 |   |   | 3 | 8 |   | 5 |   |
|   | 6 |   | 9 | 7 | 5 |   |   | 1 |
|   |   |   |   |   |   | 9 |   | 7 |
|   | 8 | 9 | 5 | 4 |   | 2 |   | 3 |
|   |   |   | 1 |   | 2 | 8 |   | 5 |

### #37

| 2 |   |   | 1 | 7 |   |   | 8 |   |
|---|---|---|---|---|---|---|---|---|
|   | 6 | 9 |   |   |   |   |   |   |
|   |   | 4 |   |   |   | 6 | 2 |   |
|   |   | 6 |   |   |   | 4 | 7 |   |
| 5 |   |   |   |   |   |   | 9 |   |
|   | 4 |   | 8 |   | 3 | 1 |   | 5 |
| 4 |   |   |   | 6 | 1 | 7 |   | 9 |
|   |   | 7 |   |   |   |   | 5 |   |
|   |   | 5 | 7 | 3 |   |   | 4 |   |

### #38

|   |   |   | 1 |   | 6 | 7 |   | 3 |
|---|---|---|---|---|---|---|---|---|
| 4 |   |   |   | 8 | 9 |   |   | 5 |
|   |   | 6 |   | 5 | 4 |   |   |   |
| 8 |   |   | 6 | 3 | 1 |   | 7 |   |
|   |   | 7 | 5 |   |   | 4 |   | 1 |
| 1 |   | 9 |   |   |   |   | 3 |   |
| 5 | 8 | 3 |   |   | 2 | 1 |   |   |
|   |   |   |   | 1 |   |   |   |   |
|   |   | 1 | 9 | 7 | 3 | 8 |   | 4 |

## #39

|   | 6 | 3 | 2 | 7 | 5 |   | 4 |   |
|---|---|---|---|---|---|---|---|---|
|   | 5 |   | 1 | 4 |   | 8 |   | 6 |
|   |   |   |   |   |   |   | 7 |   |
|   |   |   |   |   |   | 6 |   | 4 |
| 1 |   |   |   | 5 | 6 | 3 |   |   |
|   | 7 | 9 |   |   |   | 2 | 1 | 5 |
| 9 | 3 |   |   |   |   |   | 6 | 8 |
|   | 1 |   |   |   |   | 4 | 5 |   |
|   |   |   |   |   |   | 9 | 2 |   |

## #40

|   |   |   | 5 |   |   |   | 4 |   |
|---|---|---|---|---|---|---|---|---|
| 5 |   | 9 | 8 |   |   |   | 7 |   |
| 8 | 1 |   |   |   |   |   |   |   |
| 1 |   |   |   |   |   |   |   |   |
|   | 8 |   |   | 7 |   |   | 3 |   |
| 9 | 3 |   | 2 | 1 | 6 |   |   |   |
|   |   | 8 | 6 |   | 7 | 2 |   |   |
| 2 | 6 |   |   | 3 |   | 5 |   |   |
|   | 4 |   | 1 | 2 |   | 6 | 9 |   |

www.ingramcontent.com/pod-product-compliance
Lightning Source LLC
Chambersburg PA
CBHW070852220526
45466CB00005B/1963